经皮内镜下胃穿刺置管术操作规范

主　　编　于健春

主编助理　叶　欣

编　　委　康维明　马志强　叶　欣
郭淑丽　李敏娜　许　宁
邬薇娜　成　颖　李晓光
黄宇光

封　　图　金　晶

中华医学電子音像出版社

CHINESE MEDICAL MULTIMEDIA PRESS

北　京

图书在版编目(CIP)数据

经皮内镜下胃穿刺置管术操作规范 / 于健春主编. —北京：中华医学电子音像出版社，2016. 5
ISBN 978-7-83005-039-9

Ⅰ. ①经…　Ⅱ. ①于…　Ⅲ. ①内窥镜-应用-胃疾病-造口术-技术操作规程　Ⅳ. ①R656. 6-65

中国版本图书馆 CIP 数据核字（2016）第 088044 号

网址：www.cma-cmc.com.cn(出版物查询、网上书店)

经皮内镜下胃穿刺置管术操作规范

主　　编：于健春
策划编辑：冯晓冬　史仲静
责任编辑：史仲静　裴　燕
文字编辑：王翠棉
校　　对：刘　丹
责任印刷：李振坤
出 版 人：史　红
出版发行：中华医学电子音像出版社
通信地址：北京市东城区东四西大街 42 号中华医学会 121 室
邮　　编：100710
E-mail：cma-cmc@cma.org.cn
购书热线：010-85158455　010-85158550
经　　销：新华书店
印　　刷：北京顶佳世纪印刷有限公司
开　　本：787mm×960mm　1/32
印　　张：0. 875
字　　数：5. 5 千字
版　　次：2016 年 5 月第 1 版　　2016 年 5 月第 1 次印刷
定　　价：20. 00 元

内容提要

经皮内镜下胃穿刺置管术（PEG）是管饲喂养的一种方式，自1980年第一次由Gauderer为儿童患者施行以来，该手术以操作简便易行、并发症少、耐受性好等优势广泛应用于欧美国家，成为长期管饲喂养患者的首选方式。我国PEG/经皮内镜下胃造口空肠置管术（PEG-J）喂养晚于发达国家，为此本手册旨在推动PEG/PEG-J合理应用与规范管理，使更多的临床医师了解和掌握这项技术，并最终使更多亟需PEG/PEG-J置管喂养的患者受益。

前　言

疾病相关的营养不良是住院患者和慢性患者常见问题。由于疾病、老年、疾病相关治疗不仅影响营养的摄入、消化、吸收，还影响机体代谢，最终导致营养代谢失平衡。对于不同代谢状况和疾病情况，由于机体需求不同、代谢状况不同，机体需要适应不同代谢需求的营养素。

疾病相关的营养不良影响疾病治疗效果及器官功能，是导致并发症、增加死亡率、延长康复及住院时间、增加医疗护理费用的重要因素，同时影响患者的生活质量，增加家庭和社会负担。

近50年来，肠外、肠内营养支持的应用研究发现，对于疾病相关营养不良的住院患者进行及时的营养筛查和评估、有效的肠外和肠内营养支持治疗干预，直接影响疾病的转归、预后和患者的生活质量。

当口服补充营养不能满足机体需要时，或因疾病状况无法进食的情况下，肠功能允许的患者，应首选肠内营养，但应根据患者的疾病和营养状况以及胃肠功能情况选择肠内营养途径。短期肠内营养途径可使用经鼻胃管或经鼻空肠管，长期肠内营养途径以往可选择传统开腹手术或腹腔镜手术下胃造口置管或空肠置管术，如医院及患者条件允许，可选择经皮内镜下胃穿刺置管术（PEG）。

PEG 是 20 世纪 80 年代由美国儿科医师首先报道，已广泛用于小儿及成人，特别是高龄老年患者，如：脑神经疾病、认知功能障碍、脑卒中或脑外伤后所致吞咽功能障碍，上消化道恶性肿瘤，重症胰腺炎等。PEG 为许多慢性患者提供了微创、便捷、安全的长期家庭肠内营养支持的途径，改善了患者的营养状况，提高了生活质量，减少了住院及医疗费用。

在经济飞速发展的 21 世纪，营养不良仍在威胁中国和世界人类的健康。“健康中国”离不开合理营养。虽然我国开展 PEG 技术已有 10 余年的历史，但开展该技术的医院和接受相关治疗的病例有限，了解相关技术的临床医师较少。为使广大医务工作者学习和了解 PEG 的实施操作和护理，指导临床安全规范应用，特别是帮助不同疾病的住院患者、家庭患者以及年老体弱患者，医护临床营养小组撰写了这本《经皮内镜下胃穿刺置管术操作规范》，希望能为临床医师、护师、临床营养师及患者提供 PEG 的规范操作和应用指导，预防和治疗疾病相关的营养不良，更好地配合疾病的治疗，维护机体功能并促进患者康复，提高生活质量，减轻家庭和社会负担。

在此，我由衷感谢医护工作者多年的辛勤工作、精诚合作和无私奉献！希望相关科室的临床医师、护师及临床营养师在繁忙的工作中不断学习、更新知识，担负起为制定临床营养实施计划、选择营养途径、指导临床医护同道及患者的重任，造福社会。

于健春

北京协和医院

2016 年 5 月 4 日

出版说明

医疗卫生事业发展是提高人民健康水平的必然要求，医药卫生人才建设是推进医疗卫生事业改革发展、维护人民健康的重要保障。国家卫生和计划生育委员会《医药卫生中长期人才发展规划（2011—2020年）》要求全国卫生技术人员继续医学教育覆盖率达到80%，因此，继续医学教育作为全国医药卫生人员毕业后业务再提高的重要方式任重道远。

《国家级继续医学教育项目教材》（以下简称《教材》）在2005年经国家卫生和计划生育委员会科教司、全国继续医学教育委员会批准，由全国继续医学教育委员会和中华医学会共同组织编写。该《教材》具有以下特点：一是权威性，由全国众多在本学科领域内知名的院士和专家撰写；二是具有很强的时效性，反映了经过实践验证的最新研究成果；三是强调实用性、指导性和可操作性，能够直接应用于临床；四是全面、系统，以综述为主，能代表相关学科的学术共识，而非某些专家的个人观点；五是运用现代传媒出版技术，图文声像并茂。

“十一五”期间，《教材》在最短的时间内启动了策划、编辑制作、学术推广等工作，自2006年以来已出版60余分册，涉及近40个学科，总发行量80余万册。综观《教材》，每一册都是众多知名专家智慧的结晶，其科学、实用的内容得到了广大医务工作者的欢迎和肯定，被全国继续医学教育委员会和中华医学会共同列为国家继续医学教育唯一推荐教材，同时被国家新闻出版广电总局列为“十一五”“十二五”国家重点出版物。本套教材的编辑出版得到了国家卫生和计划生育委员会科教司、全国继续医学教育委员会和中华医学会各级领导以及众多专家的支持和关爱，在此一并表示感谢！

限于编写时间紧迫、经验不足，本套系列教材会有很多不足之处，真诚希望广大读者谅解并提出宝贵意见，我们将在再版时加以改正。

《国家级继续医学教育项目教材》编委会

目　录

定　义

经皮内镜下胃穿刺置管术（percutaneous endoscopic gastrostomy，PEG）是在胃镜引导下，经皮肤穿刺将胃造口装置引入胃腔的技术。利用胃造口主要进行肠内营养的输注或引流胃液。与剖腹或腹腔镜手术相比，PEG具有创伤小、恢复快、费用低、并发症少、操作时间短、置管时间长、舒适、安全等优点。

经皮内镜下胃造口空肠置管术（percutaneous endoscopic gastrostomy-jejunostomy，PEG-J）是在内镜辅助下经PEG管插入一根长、细、带导丝的导管，通过幽门放置到十二指肠远端或空肠。

适 应 证

经PEG输注肠内营养的前提是胃排空好，胃肠道通畅并具有吸收功能；PEG还有固定胃壁和引流功能。具体适应证有：①中枢神经系统疾病导致吞咽或进食障碍，如阿尔茨海默病、老年抑郁症、延髓麻痹（球麻痹）、脑血管意外、脑肿瘤、脑外伤、脑炎、运动神经元疾病、多发性硬化；②口、咽、喉部外伤或肿瘤，颞下颌关节活动障碍导致进食困难；③食管穿孔、食管气管瘘、食管烧伤、食管良/恶性肿瘤；④吞咽正常功能，但摄入不足，如烧伤、获得性免疫缺陷综合征（AIDS）、神经性厌食；⑤慢性全身性疾病导致严重营养不良，需要长时间营养支持，如硬皮病等；⑥食管裂孔疝、胃扭转的治疗，复位后的固定及营养给予；⑦胃排空障碍时胃液引流，如胃瘫、幽门梗阻、毕Ⅱ式吻合后输出袢梗阻、恶性肠梗阻的姑息性减压；⑧晚期肿瘤，预计生存大于 3 个月时的姑息性治疗。

PEG-J 适合于不能直接通过胃造口营养或胃排空障碍需要引流，有需要经空肠置管肠内营养的患者。具体适应证有：①胃瘫、幽门梗阻、十二指肠梗阻、输出袢梗阻等，无法胃内灌注营养液；②重度食管反流，反复出现因反流导致的吸入性肺炎；③急、慢性胰腺炎，假性胰腺囊肿等，以避免营养液通过十二指肠诱发胰腺炎或病情加重时。

禁　忌　证

PEG 的绝对禁忌和相对禁忌：①完全性口咽或食管梗阻，内镜无法通过；②预计生存时间小于 30 天；③各种原因导致的胃前壁与腹壁不能贴近，例如肠管固定于胃与腹壁之间；④大量腹水；⑤严重而无法纠正的凝血障碍；⑥胃部疾患，尤以胃体前壁病变影响手术操作；⑦胃大部切除术后残胃过小，无法从上腹部穿刺进入胃腔；⑧幽门梗阻；⑨腹壁肿瘤转移，穿刺点无法避开肿瘤；⑩门静脉高压、食管静脉曲张。

优　　点

1. 属微创手术，创伤小、并发症少，尤其对于危重患者，可在床旁放置，减少误吸、肺炎发生率，有效降低医疗风险。

2. 置管简便、手术时间短，患者耐受良好，费用低。

3. 安全、舒适、易于护理，便于实施家庭肠内营养，操作简单易行，管道易于维护，可提高生活质量。适用于需要长期进行管饲以满足肠内营养支持的患者。

4. 置管时间长，根据导管护理情况一般可以1年以上更换导管。

术前准备

1. **患者准备** ①术前8~12小时禁食、禁水，手术前日行甘油灌肠剂灌肠1次，以便减少肠积气或肠内容物过多影响操作；②预防性使用抗生素，若患者术前无肺炎或全身感染，术中穿刺前30分钟静脉使用抗生素1次即可；③若患者术前口服阿司匹林，需停药5~7天再行手术。

2. **器械准备** ①纤维胃镜；②内镜监视器；③牙垫1个；④内镜异物钳；⑤PEG造口装置包1套；⑥内镜用吸氧面罩1个。

麻　醉

1. **麻醉方法** PEG目前通常采用表面

麻醉、局部浸润麻醉、全身麻醉的方法。

（1）表面麻醉：可减少胃镜置入时的咽反射和咳嗽反射，减少全身麻醉用药量，促进术后康复。术前5~10min嘱患者将盐酸利多卡因胶浆10ml含于口中，头后仰，将胶浆含于咽后部，3~5min后少量多次慢慢咽下，让胶浆充分接触口咽部及食管。

（2）局部浸润麻醉：1%利多卡因与0.5%罗哌卡因合剂5ml于腹部切口逐层（皮下、腹壁及胃前壁）浸润麻醉，利多卡因起效快，罗哌卡因作用时间长（约4~6小时），术后可有效镇痛。

（3）全身麻醉：一般采用静脉麻醉，镇静药常用咪达唑仑0.02~0.05mg/kg，异丙酚可采用靶控输注（TCI），靶浓度通常为2~4μg/kg，或持续输注4~6mg（kg·h），也可单次给药1~1.5mg/kg，按需追加30~50mg；高龄及心功能较差的危重患者可改用依托咪酯0.15~2mg/kg，按需追加2~3mg。阿片类镇痛药常用芬太尼25~50μg，按需追加25~50μg，不需肌松药。缓慢给药可以减少呼吸及循环的抑制，使患者意识消失并保留自主呼吸。已建立气道的患者可通过气管插管或气切管吸入麻醉。麻醉药的使用根据患者的全身情况及个体差异有所不同。

2. 麻醉监测及管理 应准备好全身麻醉插管物品（喉镜、吸引器等）及抢救药。给患者用内镜面罩吸氧，麻醉前嘱患者深呼吸，充分给氧去氮，给药后可能出现呼吸抑制、气道梗阻、低氧血症，应密切监测患者的呼吸（血氧饱和度、呼气末二氧化碳、潮气量及呼吸频率），必要时双手托下颌或正压通气。严密监测循环功能（血压、脉搏、心率），必要时调整用药并给予血管活性药支持。有条件还可用脑电双频指数（BIS）监测麻醉深度，避免术中知晓。术中应警惕恶心、呕吐、吸入性肺炎、呼吸抑制、急性心肌梗死等并发症。

操 作 方 法

PEG 通常有 3 种方法：Ponsky-Gauderer 拉出（pull）技术，Sachs-Vine 推出（push）技术，Russell 插入（introducer）技术。其中以拉出技术最简单、安全、易学、易操

作，且并发症发生率低，具有安全、快速的特点，通常 15～30min 即可完成。我们着重描述拉出技术。

1. 胃镜操作部分 胃镜操作者应与麻醉医师密切配合，胃镜送入应在麻醉药充分起效、患者意识消失后轻柔操作。若镇静深度不足或刺激过强可能出现刺激性咳嗽反射或体动反应。患者体位采用仰卧位，微抬高右侧便于进镜。内镜操作者站立于患者左上方。因患者体位与常规胃镜检查不同，胃镜自体应逆时针扭转 90°进镜，进入口腔达咽喉部应尽量吸尽痰液分泌物，避免吸入气管。动作轻盈，避免过度刺激咽喉部，沿着咽部一侧慢慢滑入食管，吸尽食管内分泌物，同时观察食管内有无病变，贲门关闭情况，有无反流。胃镜进入胃腔后，常规进行内镜检查，排除 PEG 禁忌证。使内镜前端处于胃体中上部或窦-体交界处，并调节内镜使其前端面向胃前壁。胃腔内大量充气使胃呈扩张状态，做好定位及穿刺准备。进镜困难患者也可先采取左侧卧位，左腿伸直，右腿屈曲，该体位最适合于胃镜插入，进镜成功后再改为仰卧位，双腿伸直。另外，胃镜置入困难的患者可由助手或麻醉医师托下颌减轻舌后坠，辅助插入胃镜，待胃镜进入食道后即可继续面罩供氧。

2. 腹部操作 术者站立于患者右侧，以左上腹为中心常规行皮肤消毒，铺无菌巾。根据腹壁观察自胃腔内射出的内镜光亮，或用手指按压局部腹壁，根据胃腔内观察到的自腹壁向胃腔内按压的波动点，调整指压位置，最后选择PEG的最佳位置，并进行体表位置标记。于定位点进行局部麻醉（2%利多卡因），然后对准胃腔方向穿刺至胃腔，穿刺入胃腔时可于内镜下观察到。于局部麻醉针头穿刺点，尖刀切开局部皮肤约5mm，将穿刺器直接穿刺腹壁、胃壁入胃腔。内镜观察到穿刺器前端后，保持穿刺器外套管位置，拔出穿刺管内芯。经穿刺器外套向胃腔内插入牵引线并暴露于内镜视野内，经内镜工作通道插入异物钳，牢靠抓住牵引线，并逐渐回退内镜将牵引线引出口腔。将牵引线头侧端与PEG管前端的牵引线袢套扎，自腹壁向外牵拉牵引线，使导管从口进入胃腔，从腹壁切口处穿出。将腹壁外固定盘片略紧压于左上腹腹壁皮肤，固定安全夹。在扩张头的下方剪断导管，连接连接头，再次插入胃镜证实 PEG 管位置正确、满意，无活动性出血后，撤除胃镜，撤镜时吸尽食管及口咽部分泌物。穿刺口覆盖辅料，结束手术。

3. PEG-J 导管的放置 将 PEG 导管通过 PEG 放入胃腔，插入胃镜，用异物钳夹住 PEG-J 导管（空肠喂养管）头端，交替轻柔推送胃镜及异物钳，将空肠营养管送至 Trize 韧带以下，固定空肠营养管，缓慢后退胃镜至胃腔后，再轻轻松开异物钳退出，轻轻缓慢拔除导管内导丝，观察空肠营养管是否从十二指肠降部滑出或有无折返，情况良好后退出胃镜，剪去导管过长部分，连接 PEG-J 和 PEG 导管各相应扣件，用少量生理盐水冲洗 PEG-J 管腔，确认通畅后穿刺部位用无菌纱布覆盖，手术结束。术后行腹部 X 线检查，再次确定导管位置良好后可以给予营养液灌注，PEG 导管可进行胃肠减压。

胃镜下放置 PEG-J 导管需要娴熟的内镜技巧，难度较 PEG 大，需时长，麻醉时间长可能增加高龄、高危患者的误吸风险，必要时适可而止。介入科医师可以在 X 线透视下经 PEG 放置 PEG-J 导管，无需麻醉，有效且安全。

并　发　症

常见并发症有：出血、误吸、腹膜炎、内垫包埋综合征、造口处切口感染、胃结肠瘘、胃食管反流、气腹、肿瘤播种。

肠内营养操作技术

1. 操作前准备　①评估患者病情、意识、合作程度并向患者解释操作目的；②察看患者管路固定情况、松紧程度、局部皮肤情况，听取患者有无不适主诉；③协助患者取舒适卧位，床头抬高 30°；④操作护士应洗手、戴口罩；⑤物品准备包括肠内营养液、肠内营养输注袋、胃肠营养泵、胃肠提示牌、温开水、20ml 注射器、移动护理手持终端。

2. 操作过程　①安装胃肠营养泵；

②移动护理手持终端扫描患者腕带条形码，确认患者身份，查看医嘱信息，悬挂并安装肠内营养输注袋，遵医嘱倒入肠内营养液；③悬挂胃肠提示牌，与静脉用药相区分，保证护理安全；④用 20ml 温开水脉冲式冲洗 PEG 管路；⑤将肠内营养输注袋与 PEG 管路紧密连接；⑥遵医嘱调节泵速；⑦操作结束，向患者交代注意事项。

3. 操作后 ①整理用物；②洗手、记录。

日常导管维护

1. 导管护理 定时冲洗导管，预防管道堵塞，每次用 20～40ml 温开水脉冲式冲洗。冲洗时间为输注前、后，给药前、后，连续输注可 6～8 小时定时冲洗一次；喂养管堵塞时应先查明原因，排除导管本身的因素后，用注射器向外（而不是向内）负压抽取内容物，可用 5%碳酸氢钠、碳酸型饮料（居家）冲洗管道，不可用高压冲洗或导丝疏通管腔以免引起喂养管破裂。

2. 穿刺点护理 术后 10～14 天内，应每天松开导管外固定夹及固定片观察穿刺点周围皮肤、有无红肿、渗血、渗液及导管体外留置长度；以穿刺点为中心，用75%酒精纱球由内向外消毒皮肤、导管及外固定片各两遍；将导管推进1~2cm再拖回原位，以减少局部受压；再将导管向内推进1~2cm，转动导管360°后拖回原位，预防包埋综合征；外固定应松紧适宜。

3. 药物管理 禁止喂养管内给予不适当的药物，尽可能使用液体药物。若使用片剂药物，经管内给药时药物需充分研碎，且前后均要用40ml温开水冲洗以防堵管，给药时应暂停肠内营养液输注，禁止缓释药片及糖衣药片研碎后管内给药。

4. 注意事项 PEG术后2周内窦道形成；PEG术后6~12小时可开始进行管饲喂养。

导管的拔除和更换

随着材质的改进，PEG、PEG-J导管耐酸、耐消化液腐蚀，放置后可以长时间使用，通常可放置6个月~1年以上，最长达4年。但是，因食物蛋白的附着、沉积，消化液的腐蚀、黏附，经营养管灌注口服药物的残渣，营养管易发生堵塞、溢漏，一旦无法疏通或弥补，则需要考虑更换。部分患者因原发疾病的改善恢复经口进食，原有的造口管完成使命后需要拔除。通常 PEG 导管拔除或替换时仍需要在内镜下进行。